AF586433

GUIDE

AU NOUVEL ÉTABLISSEMENT THERMAL

DE

BOURBON-L'ARCHAMBAULT

SUIVI DE LA DERNIÈRE

ANALYSE DES EAUX

PAR

HENRI PINGUET

Auteur de l'HISTOIRE DE BOURBON-L'ARCHAMBAULT

(Guide aux Eaux)

Prix : 30 Centimes.

LIBRAIRIE

GILTÉ-MARCUS, A BOURBON-L'ARCHAMBAULT

1886

Médecins consultants :

MM. CARNAT.
PRÉVOST.
REGNAULT.

Pharmaciens :

MM. BOURDERIOUX.
VALLET.

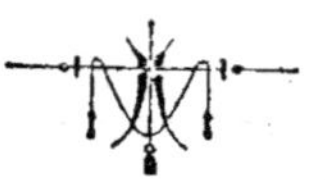

GUIDE

AU NOUVEL ÉTABLISSEMENT THERMAL

DE BOURBON-L'ARCHAMBAULT

AU LECTEUR

L'accueil si sympathique qu'a trouvé auprès des Baigneurs et des Habitants de Bourbon notre HISTOIRE DE BOURBON-L'ARCHAMBAULT, impliquait pour nous le devoir d'ajouter à ce **Guide aux Eaux** *un complément devenu indispensable par suite de la construction du* **Nouvel Etablissement Thermal.**

Nous faisons aujourd'hui cette publication, à laquelle nous nous permettons de joindre, pour satisfaire à un désir souvent manifesté par MM. les Baigneurs, la savante analyse des eaux de Bourbon, faite par M. WILM.

Le lecteur trouvera dans ce petit opuscule les renseignements principaux dont il peut avoir besoin avant son arrivée et pendant son séjour dans cette Station Thermale, dont la renommée n'est plus à faire.

Bourbon, le 15 Mai 1886.

HENRI PINGUET.

GUIDE

AU

NOUVEL ÉTABLISSEMENT THERMAL

DE

BOURBON-L'ARCHAMBAULT

§ Ier. — Administration.

Inspecteur des Eaux : Docteur REGNAULT.
Régisseur de l'Établissement : M. FOREST (Paul).

Saison réglementaire, du 15 mai au 15 septembre.

§ II. — Description de l'Établissement.

L'Établissement thermal de Bourbon-l'Archambault est un des plus vastes et des mieux appropriés de nos Établissements français. Il se compose :

AVANT-CORPS. — *Rez-de-chaussée.* — Bureau d'Administration, Cabinet de Consultation du Médecin-Inspecteur et Loge du Concierge.

Premier étage. — Logement du Régisseur.

Second étage. — Logement du Régisseur, Lingerie, Ouvroir et Chauffoir du linge.

CORPS PRINCIPAL. — I. **Côté des Hommes.** — *Rez-de-chaussée.* — Couloir sur toute la longueur ;

15 petites Piscines particulières avec Appareils pour Douches ;

2 Cabinets pour Douches ascendantes ;

1 Cabinet spécial pour grandes Douches ;

1 Salon d'attente ;

2 Cabinets d'aisances.

Premier étage. — 15 Baignoires ;

1 Cabinet pour Douches ascendantes ;

1 Salon d'attente ;

1 Cabinet d'aisances.

II. **Côté des Femmes.** — Même distribution que pour le côté des hommes.

ARRIÈRE-CORPS. — *Rez-de-chaussée.* — 2 grandes Piscines, dont une à l'usage des hommes et l'autre à celui des femmes.

Premier étage. — Au-dessus de la grande Piscine pour hommes se trouve un Salon de Lecture, et au-dessus de la seconde grande Piscine, se trouve une Salle aménagée pour les Douches de vapeur.

§ III. — Bassins réfrigérants.

Les Bassins réfrigérants qui fournissent l'eau à l'Établissement sont au nombre de trois ; ils sont situés à côté des allées Montespan et à 15 mètres au-dessus des Piscines de l'Établissement.

Chaque Bassin peut contenir 200 mètres cubes d'eau.

Un quatrième Bassin, qui a une contenance de 50 mètres cubes, sert de réservoir pour l'eau chaude.

La température de l'eau, dans ce Bassin, est de 51°, et à son arrivée dans les piscines et les baignoires, cette eau accuse une température de 49°.

§ IV. — Tarif des Bains et Douches.

Bain et Douche, avec un peignoir et trois serviettes........................... 2fr.50

Bain simple, même linge, en Baignoire. 1 50

Bain en Piscine, même linge, — . 1 50

Bain de pieds, avec deux serviettes..... 0 50

Grande Douche seule, avec un peignoir et deux serviettes....................... 1 50

Douche écossaise, avec un peignoir et deux serviettes.......................... 2 »

Douche sous-marine et Douche d'injection pendant le bain.................... 0 50

Douche ascendante, avec deux serviettes. 0 50

Douches de pieds, — 0 50

Massage à la suite du bain ou de la douche. 1 »

L'usage de l'eau pour boisson, sur place,

est gratuit. — Les habitants de Bourbon-l'Archambault peuvent faire usage des Bains et Douches à demi-tarif.

§ V. — Tarif du Linge pris isolément.

Peignoir.............................. 0 20
Serviette.............................. 0 10

§ VI. — Sources de Saint-Pardoux et de La Trollière.

Pour chaque bouteille, litre ou demi-litre, non bouchée, prise à la Source................ 0 10

Pour chaque bouteille, litre ou demi-litre, bouchée.................................. 0 15

Pour chaque bouteille, bouchée ou scellée, sans fourniture de verre.................. 0 30

Pour chaque bouteille, expédiée avec le verre, scellée et emballée.................. 0 50

§ VII. — Dispositions réglementaires du service des Bains et Douches.

1° Le service des Bains comprend cinq Séries :

1re Série, de 4 heures 3/4 du matin, à 6 heures ;
2e — de 6 heures — à 7 —
3e — de 7 heures 1/4 — à 8 hres 1/2 ;
4e — de 8 heures 1/2 — à 9 — 3/4 ;
5e — de 3 heures du soir....... à 4 — 1/4.

2° La durée du Bain de Baignoire ou de Piscine est fixée à 1 heure 1/4, y compris le temps nécessaire pour la Douche, ou le Massage et la Toilette.

3° La durée des Douches ou du Massage dans les Cabinets de Bains ou de Douches ou dans les étuves est fixée au maximum à 15 minutes.

4° La température des Piscines sera constamment maintenue à 35° le matin et à 32° dans l'après-midi.

5° Personne ne pourra se baigner dans les Piscines sans avoir pris préalablement un Bain de propreté.

6° Dans les Bains pris en commun, l'emploi d'un Costume de Bain ou d'un Caleçon est obligatoire.

7° Il est absolument interdit de cracher ou de troubler l'eau en faisant usage de savon ou de toute autre matière.

8° Toute personne dont la maladie peut être une cause de répulsion et, à plus forte raison, de contamination, est exclue absolument des piscines. Le Médecin-Inspecteur est juge des cas de cette nature.

9° Les Étrangers ne peuvent être admis à visiter l'Établissement qu'après l'achèvement du service du matin et du soir ; ils doivent être accompagnés par le concierge.

10° Il est expressément défendu aux personnes qui entrent à l'Établissement, d'amener avec elles des chiens ou autres animaux.

11° Il est interdit de fumer dans les Cabinets, Piscines, Couloirs et Salles de l'Établissement.

12° Le Médecin-Inspecteur et le Régisseur sont chargés, en ce qui les concerne, d'assurer l'exécution des dispositions ci-dessus.

PRINCIPALES MALADIES

TRAITÉES PAR LES EAUX DE BOURBON

EAU THERMALE. — Employée contre :

1° La **Maladie rhumatismale** sous toutes ses formes : *Rhumatisme musculaire, articulaire, nerveux*, *viscéral, goutteux*, *noueux* (arthrite), l'*ankylose*, l'*atrophie* et la *rétraction des muscles ;*

2° Les **Névralgies rhumatismales** de la *tête*, des *oreilles,* de l'*estomac,* de la *matrice,* de la *vessie, lombaire* et *sciatique ;*

3° Les **Paralysies rhumatismales** ;

4° Les **Paralysies** par suite d'**apoplexie** ;

5° L'**Hémiplégie** de cause **cérébrale** ;

6° Les **Paraplégies** ;

7° Les **Maladies scrofuleuses** dans les *ganglions,* les *os,* les *articulations* et sur les *muqueuses ;* l'*ostéite,* la *périostite,* la *carie,* la *nécrose* *des os*, l'*otite,* la *punaisie,* les flux *muco-purulents* de la *matrice* ou du *vagin,* la *leucorrhée,* le *catarrhe utérin,* les *engorgements* et les *chutes de la matrice,* l'*impétigo,* l'*eczéma strumeux,* l'*echtyme,* les *ulcères scrofuleux,* le *goître ;*

8° Le **Lymphatisme** (débilitation, faiblesse de l'organisme) ;

9° La **Gastralgie** et la **Dyspepsie** : *anémie, chlorose,* etc.

10° Les **Affections chirurgicales** , *atrophie des muscles, fractures, blessures* par les *armes à feu* ou les *armes blanches.*

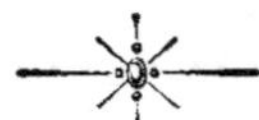

EAU DE JONAS, employée contre l'*anémie,* la *chlorose,* les *palpitations nerveuses,* les *névralgies,* les *ophthalmies chroniques* ou maladies des yeux.

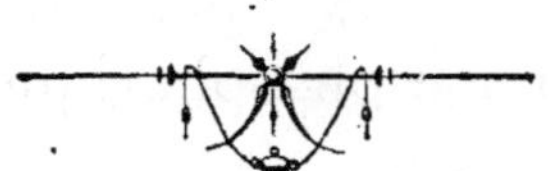

ANALYSE

DE

L'EAU THERMALE (1)

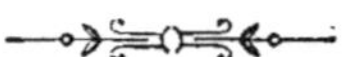

Température 51°4, le 15 mai 1882.

Composition du résidu de 1 litre.

Acide carbonique (CO^2O) du dépôt..	0gr 1906
Calcium..........................	0,1116
Magnésium........................	0,0093
Oxydes de fer et de manganèse.......	0,0011
Silice............................	0,0925
Chlore............................	1,0863
Brome............................	0,0033
Iode..............................	traces faibles.
Acide sulfurique (SO^3O)............	0,3240
Acide carbonique des alcalis (CO^3O).	0,2693
Sodium...........................	1,0217
Potassium.........................	0,0698
Lithium...........................	0,0023.5
Acide arsénique, acide phosphorique..	pas.
Fluor.............................	traces.
Cuivre............................	id.
TOTAL des Matières dosées....	3,1818.5

(1) Analyse faite par M. WILM en 1882.

Groupement hypothétique des Éléments.

Acide carbonique combiné (CO^2).......	0gr6745
— — libre.................	0,3667
TOTAL......	1,0412

Carbonate de calcium..................	0,2791
— de magnésium..............	0,0324
— ferreux et manganeux.....	0,0016
Silice............................	0,0925
Carbonate de sodium.................	0,4759
Chlorure — —	1,7702
— de lithium	0,0145
Bromure de sodium..................	0,0043
Sulfate — —	0,3522
— de potassium................	0,1557
Iodure, arséniate, fluor, cuivre..........	traces.
Pertes et matières organiques...........	0,0080
POIDS du résidu par litre....	3,1864

Les carbonates ci-dessus correspondent aux quantités de bicarbonates :

Bicarbonate de calcium (C^2O^5 Ca)......	0gr4019
— de magnésium	0,0494
— de fer....................	0,0022
— de sodium (C^2O^5 Na^2).......	0,6734
ou (CO^3 Na H)......	0,7542

Composition du Dépôt manganésifère

PRODUIT DANS LES CONDUITES D'EAU THERMALE REFROIDIE

100 parties renferment, après dessication :

Carbonate de calcium....................	96,57
— de magnésium..................	1,14
Oxyde ferrique........................	0,74
— manganoso-manganique (Mn^3O^4)..	0,96
Acide phosphorique.....................	traces.
Silice..................................	0,41
Oxyde de cuivre.......................	0,07
TOTAL......	99,89

ANALYSE

DE

L'EAU DE JONAS [1]

La source Jonas, située à 200 mètres environ de la source thermale, est froide (11°) limpide à saveur ferrugineuse. Le fer y est contenu en partie à l'état de carbonate, en partie sans doute sous forme de crénate, ou au moins maintenu en dissolution par une matière organique ; cette partie reste dissoute

(1) M. WILM.

dans l'eau concentrée, et cette eau est alors colorée en jaune clair. Elle exerce généralement une action laxative, ce qui doit être attribué au moins en partie au sulfate de magnésie.

Voici la composition du résidu de 1 litre de cette eau, et le groupement probable des éléments :

COMPOSITION DU RÉSIDU :

Calcium	0gr1203
Magnésium	0,0014
Oxyde de fer	0,0060
— de manganèse	0,0010
Acide carbonique (CO^2 O	0,1838
Silice	0,0244
Acide phosphorique	0,0003
PARTIE SOLUBLE :	
Oxyde ferrique (de crénate ?)	0,0018
Acide sulfurique (SO^3 O)	0,7465
Chlore	0,0737
Calcium	0,1643
Magnésium	0,0931
Sodium et potassium	0,0496
TOTAL des Matières dosées	1,4662

Groupement hypothétique des Éléments :

Acide carbonique combiné	0gr2772
— libre	0,1220
TOTAL	0,3992

Carbonate de calcium	0gr3007
— de magnésium	0,0047
Phosphate de calcium	0,0005
Carbonate ferreux	0,0087
— manganeux	0,0014
Silice	0,0244
Sulfate de calcium	0,5440
— de magnésium	0,4656
Chlorure alcalin	0,1233
Oxyde ferrique (du crénate ?)	0,0018
Matière organique	0,0233
Poids du résidu par litre	1,4984

ANALYSE

DE

L'EAU DE St-PARDOUX (1)

La Source de Saint-Pardoux, située à 15 kilomètres de Bourbon, dépend de l'inspection de cette station ; elle appartient à l'Etat, qui l'a affermée.

L'eau de Saint-Pardoux a une saveur très agréable ; elle est froide, acidulée gazeuse et très chargée en acide carbonique libre (au-delà de son volume) ; elle est, en outre, ferrugineuse. Sa miné-

(1) M. Wilm.

ralisation en principes fixes est très faible, car elle ne laisse qu'un résidu de 0gr157 par litre. La partie soluble de ce résidu est alcaline, et l'alcalinité est due principalement à du silicate de sodium, car, après évaporation, on ne remarque qu'un très faible dégagement d'acide carbonique lorsqu'on l'acidule.

Voici les résultats de l'analyse qui a été faite de cette eau :

Acide carbonique, total...... 2gr2538.

Calcium...........................	0gr0179
Magnésium.........................	0,0058
Oxyde ferrique....................	0,0058
— de manganèse....................	traces.
Acide carbonique (dépôt)..........	0,0415
Silice............................	6,0338
Acide phosphorique	traces.
— sulfurique (SO^3 O)...........	0,0156
Chlore	0,0083
Sodium et potassium...............	0,0187
TOTAL des Matières dosées.....	0,1474

Groupement hypothétique des Éléments.

Acide carbonique combiné.............	0gr0536
— libre................	2,1753
(ou 1 litre 090)	

Carbonate de calcium..................	0gr0448
— de magnésium...............	0,0204
— ferreux et manganeux........	0,0084
— de sodium..................	traces.
Silicate de sodium ($SiO^3 Na^3$)..........	0,0145
Silice en excès.........................	0,0263
Sulfate de sodium.....................	0,0230
Chlorure de sodium....................	0,0137
Matières organiques et pertes...........	0,0061
TOTAL par litre.......	0,1572

NOTA. — Les trois analyses que nous venons de donner se trouvent dans le tome XIIe du *Recueil des Travaux du Comité consultatif d'hygiène publique de France.*

Moulins. — Imp. F. CHARMEIL.

Annonces-Réclames.

HOTEL DE FRANCE — JULIEN

GRAND CAFÉ

Tenu par RANCIER

CONSOMMATIONS DE PREMIER CHOIX

Vaste Salle avec Salle de Billard attenante

JARDIN AVEC JEUX DIVERS

VILLA DES TROIS MAURES

A proximité du Parc et de l'Établissement thermal.

S'adresser à M. PAUL FOREST, régisseur de l'Établissement thermal.

CAFÉ DE L'UNION

Tenu par DORAT, rue de la Burge

Consommations de 1er choix — Billard — Salle de Jeux

HORLOGERIE — BIJOUTERIE — ORFÈVRERIE

LUNETTERIE

Réparations en tous genres.

CELLE, RUE ACHILLE-ALLIER

Chapeaux Bourbonnais et Modes — Mme FOREST

ITINÉRAIRES

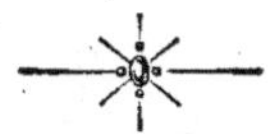

Entreprise G. VACHERAT

Moulins (gare)	**Souvigny** (gare)	**Bourbon**	BREACK
5h30 matin.	5h51 matin.	7h30 matin.	par courrier
8h30 id.	8h52 id.	11h —	OMNIBUS
4h25 soir.	4h46 soir.	7h soir.	id.

Bourbon	**Souvigny** (gare)	**Moulins** (gare)	OMNIBUS
7h30 matin.	8h52 matin.	9h50 matin.	BREACK
1h30 soir.	3h43 soir.	4h08 soir.	par courrier
6h30 id.	8h58 —	9h23 id.	OMNIBUS

PRIX DES PLACES :

Souvigny à Bourbon et *vice versa*..............		1 fr.	25
Moulins à Bourbon et *vice versa*...	PREMIÈRES	2	45
— — — ...	DEUXIÈMES	1	85
— — — ...	TROISIÈMES	1	45

NOTA. — *Le train de 5 h. 30 matin ne délivre pas de correspondance pour Bourbon.*

On ne délivre pas de correspondance pour la voiture qui part de Bourbon à 1 h. 30 soir.

(Ce Service n'existe que pendant la Saison thermale).

Entreprise CAMUSEAU

Moulins (gare)	**Bourbon**	
4 h. 30 soir.	7 h. soir.	OMNIBUS
Bourbon	**Moulins** (gare)	
7 h. matin.	9h 30 matin.	OMNIBUS

PRIX DES PLACES : 1 fr. 50.

LIBRAIRIE GILTÉ-MARCUS

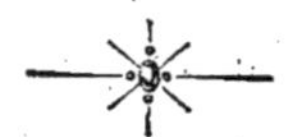

DU MÊME AUTEUR

HISTOIRE DE BOURBON-L'ARCHAMBAULT

(GUIDE AUX EAUX)

I vol. illustré, contenant de nombreux détails inédits et la **Généalogie authentique** de la Maison de Bourbon, établie d'après les archives de cette famille.

PRIX : **1** fr. **50**.

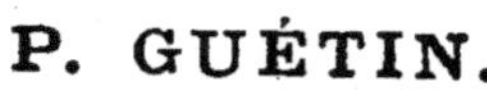

P. GUÉTIN.

SACRIFIÉE !

Roman inédit sur les Mœurs Bourbonnaises.

I VOL. BROCHÉ : **2** fr.

Il ne reste plus qu'un très petit nombre d'exemplaires de cet Ouvrage.

Moulins. -- Imp. F. CHARMEIL

www.ingramcontent.com/pod-product-compliance
Lightning Source LLC
LaVergne TN
LVHW052024160826
845678LV00003B/1190

* 9 7 8 2 3 2 9 6 4 3 4 2 7 *